Sara Björklund

# Ett liv i spillror: När covid-19 förstörde allt

En resa genom sorg, smärta och överlevnad

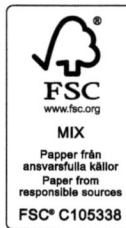

Illustration: Sara Björklund
Korrekturläsning: Maria Veneke Ylikomi

Förlag: BoD – Books on Demand, Stockholm, Sverige
Tryck: BoD – Books on Demand, Norderstedt, Tyskland

ISBN: 978-91-8027-851-5

# VEM ÄR SARA?

Jag heter Sara Björklund och är idag en 25 år gammal tjej ifrån Karlstad. Jag har en underbar familj, en pojkvän och två hästar. Jag är en otroligt aktiv och driven tjej som alltid älskat att röra på mig och har under hela mitt liv varit aktiv på ett eller annat sätt. Jag har haft mängder med sommarjobb och studerat på universitetet till civilekonom. På fritiden hängde jag mycket med vänner men spenderade mestadels av tiden i stallet ihop med hästarna. Jag älskar att åka skidor på vintern och att vara ute i skog och mark, men det var något som tog mitt liv med storm redan när jag var liten, ridsporten. Hästar har sedan dess varit en stor del av mitt liv. Jag har både tränat och tävlat otroligt mycket i mina dagar och jag fick min första egna ponny när jag var 14 år. Min dröm var att få tävla SM i dressyr och några år senare med min nästa ponny kom den drömmen i uppfyllelse. Vi kvalade till SM och knep en sjätteplacering. Vår resa tog slut och jag köpte mig en storhäst, ung, för att utbilda och prägla själv.

Vi började vår resa ihop och tog oss med stormsteg framåt, det fanns en del hinder på vägen men jag satsade verkligen på detta. Jag ville ta honom till de högsta klasserna i dressyr och målet var att få rida i någon stor arena men mina drömmar gick snabbt i kras. Mitt liv vändes upp och ner och jag tvingades sluta rida och vara i stallet, jag slutade mitt extrajobb och jag avslutade studierna. Jag blev helt plötsligt liggande i sängen från en dag till en annan och så har det sett ut sedan dess.

Idag bor jag ihop med min pojkvän i en egen lägenhet, jag har kvar mina hästar men livet är långt ifrån på topp. Jag har inget arbete, jag studerar inte och jag klarar inte av en vardag själv.

## COVID-19

I december 2019 upptäckte smittskyddsmyndigheten i Kina ett nytt coronavirus som fick namnet SARS-CoV-2. SARS står för Severe Acute Respiratory Syndrome vilket betyder svår akut respiratorisk sjukdom, med andra ord lungsjukdom.

Viruset bröt ut i den kinesiska staden Wuhan och spred sig otroligt snabbt över hela världen. Hur viruset startade finns det många teorier kring.

Viruset ger bland annat kraftig hosta, feber, huvudvärk, snuva med framför allt andningsbesvär.

När jag först hörde talas om detta virus var tanken att det aldrig kommer att komma till Sverige, men helt plötsligt stod det i tidningarna att även svenskar var testade för viruset och hade testat positivt. Men man förstod fortfarande inte allvaret i det och min tanke var att det i alla fall inte kommer att drabba m g, men så blev det inte.

# MIN RESA

## Februari 2020

Det var en helt vanlig vardagskväll, jag arbetade som bartender och jag minns denna kväll som om det vore igår. Det var fullt ös som vanligt och vi kämpade bakom bardisken. Några dagar senare började jag känna mig sjuk, fortfarande lyckligt ovetande om att det skulle vara covid-19 jag drabbats av. Covid-19 hade ganska precis kommit till Sverige och fallen blev fler och fler även där jag bor.

Jag blev sämre, fick hög feber, snuva och började hosta. Jag hostade så mycket att jag spydde och blev liggandes i feber i många dagar. Jag hade ganska svårt att andas under tiden jag var sjuk men det var inget jag reflekterade extra över, jag klarade mig ändå ganska bra. Jag låg sjuk i sängen i nästan två veckor innan jag började må bättre. Vid det här laget hade jag dragit på mig en bihåleinflammation, jag beslutade mig för att ta mig iväg till vårdcentralen för att få medicin för det. Det var fortfarande ingen tanke om att detta skulle vara covid-19 och jag fick min pencillinkur för bihåleinflammationen, blev bättre efter några dagar och började äntligen känna mig friskare. Det var en känsla som inte höll i sig särskilt länge.

Jag låg sjuk i över tre veckor men till slut kände jag mig piggare och tog mig upp ur sängen, men det var långt ifrån känslan av att vara frisk. Jag vet att jag åkte med min mamma till stallet för första gången på ca tre veckor och när vi väl kom fram orkade jag inte ens ta mig ur bilen. All min energi hade gått åt till att endast sitta i bilen och det kändes så läskigt på något sätt, såhär sjuk hade jag aldrig varit tidigare. Det fortsatte dock att gå åt rätt håll och jag blev piggare. Jag blev så pass bra att jag orkade med vardagen hemma med att studera, laga lite mat och städa, stallet var det inte ens frågan om. Denna lilla pigghet vände dock snabbt och jag minns väl dagen då det blev riktigt illa, ungefär två månader efter jag insjuknade i covid-19. Jag skulle hjälpa min mamma att städa hemma så jag dammsög precis som vanligt, men vad som hände efteråt var riktigt obehagligt. Jag fick hög puls och mitt hjärta slog snabbt, jag hade svårt att andas och jag började känna mig extremt yr. Jag fick sätta mig ner och försöka ta djupa andetag men det blev värre och jag kände mig helt svimfärdig.

Det gick ett tag och det blev varken bättre eller sämre men det var så pass illa så jag inte kunde resa på mig. Pappa fick halvt som halvt bära in mig till toaletten för att jag skulle kissa.

Jag ska tillägga att jag sedan många år tillbaka har astma som endast visar sig när jag anstränger mig men vi funderade ändå på om detta kunde ha med astman att göra. Vi visste inget annat som kunnat orsaka detta men vi blev såklart rädda och ringde till 1177 för att rådfråga. Svaret jag fick var att jag skulle åka in direkt, detta var i början på maj 2020 så det var cirka två månader efter insjuknande i covid-19. Covid-19 spred sig snabbt och i maj hade det spridit sig ganska mycket runt om där jag bor. Sjukvården hade börjat sätta upp tält vid sjukhusen för att minimera smittrisken.

Eftersom jag hade andningsproblem blev jag skickad till ett sånt där tält där de ställde mig en mängd frågor. Kom in till en läkare med full skyddsutrustning som knappt tittade på mig utan skrev ut en annan sorts astmamedicin och skickade hem mig. Läkaren tog för givet att det var min astma som var sämre vilket jag också trodde, jag visste inte bättre.

Jag tog min nya astmamedicin men märkte ingen skillnad alls. Jag minns att jag fick testa en medicin som jag till och med fick mer andningsbesvär av, jag tvingades ta min akutmedicin varje gång. Detta var något helt nytt för mig och jag tyckte det var ganska läskigt att bli så påverkad i min andning. Eftersom medicinerna inte hjälpte åkte jag gång på gång till vårdcentralen med mina symtom. Det som påverkade mig mest var andningsbesvären men även en konstant förhöjd puls och en hemsk orkeslöshet, som att jag fortfarande var sjuk. Läkarna gjorde ingenting, de undersökte mig inte ens utan tog den enklaste utvägen, att det var astma och allergi. Fick som svar att jag skulle vänta ut allergin då jag är allergisk mot gräs och det var högsäsong.

Hela sommaren gick och jag mådde otroligt dåligt. Jag minns att jag på riktigt satt på exakt samma ställe hela sommaren, på en stol i vårt vardagsrum, och kollade serier, medan min familj var ute i vår sommarstuga och gjorde andra roliga saker. De värsta symtomen jag hade under sommaren var andningen, den konstant höga pulsen, den mentala och fysiska tröttheten. Det spelade ingen roll vad jag gjorde utan jag hade en hjärtklappning som aldrig försvann och en orkeslöshet som jag aldrig upplevt tidigare. Under sommaren hade jag ett extrajobb som blev en riktig mardröm. Jag blev hemskickad nästan varje dag för att jag inte orkade, för att jag kände mig så yr och trött. Det syntes så väl på mig, det var till och med kollegor som fick säga till mig att gå hem. Jag var helt borta i mitt huvud och förstår knappt själv. Jag tvingades till slut att säga upp mig från jobbet då jag inte tog mig upp och iväg.

Det var lite märkligt att jag helt plötsligt blev oerhört dålig i astman och allergin då jag aldrig varit det innan.

Det blev att jag litade på vad läkarna sa trots att jag tyckte det var konstigt att det inte togs tester på mig eller någonting.

## Hösten 2020

Till slut kom hösten och jag började smått att må lite bättre men jag hade fortfarande stora problem med andningen, hjärtklappningarna och orken. Direkt jag rörde på mig steg pulsen i skyarna och det gjorde ont att andas, en mycket märklig smärta. Vid det här laget hade det börjat pratas mer om covid-19 och dess följder. Läkarna hade börjat upptäcka att vissa människor inte blev helt bra efter infektionen. Det var då den kom, diagnosen postcovid. En följdsjukdom från covid-19.

I takt med att det under hösten dök upp mer i tidningarna och på nyheterna började jag och familjen fundera på om jag hade drabbats av covid-19 i februari när jag var sjuk. Det gick inte över på en hel sommar och inte heller på höstkanten så någon allergi kunde det inte vara. Då började jag undra vad felet på mig var och efter många besök hos vårdcentralen fick jag en läkare som tog detta på allvar. Jag blev äntligen undersökt, det togs blodprover, EKG och liknande. Otroligt skönt att äntligen bli utredd men det tog alla mina krafter att ta mig iväg till vårdcentralen så det tog emot att åka iväg. Efter ett besök blev jag liggandes och blev extra dålig under en tid så det var tufft.

## Våren 2021

I takt med denna utredning började jag att må bättre. Vårdcentralen hittade inget fel på mig, jag blev efter ett halvår skickad till hjärtmottagningen på sjukhuset för ytterligare undersökningar av framför allt hjärtat i och med min kraftiga hjärtklappning. Jag genomgick en mängd olika undersökningar, jag fick testa långtids-EKG, göra fystester och det gjordes ultraljud på hjärtat men det hittades inget fel någonstans. Skönt på ett sätt, jobbigt på ett.

Min hjärtläkare var en av de läkare som började studera covid-19 och dess följder och var insatt i postcovid. Efter att ha gjort alla undersökningar på mig kunde han konstatera att jag hade drabbats av postcovid efter att ha insjuknat i covid-19. Äntligen kom diagnosen ett år senare.

Det kändes skönt att veta att det inte var något annat fel på mig men samtidigt var detta något nytt och ingen visste vad det innebar. Ingen visste hur man skulle behandla det, ingen visste om man någonsin blev frisk. Ovissheten skrämde mig lite men å andra sidan hade jag hunnit bli mycket friskare under tidens gång. Jag hade börjat röra på mig och kände hopp. Jag började känna igen mig själv, jag orkade vara i stallet och jag orkade träffa kompisar igen. Postcoviden förföljde mig dock fortfarande, jag fick bakslag ibland där jag blev sängliggandes, allt från några dagar till drygt en vecka. Under bakslagen visade sig alla symtom igen. Jag fick hjärtklappningar trots att jag satt stilla, jag hade svårigheter med sömnen då kroppen konstant gick på högvarv. Smärtan i lungorna visade sig och jag fick återigen en sådan orkeslöshet att jag behövde ligga i sängen.

## Hösten 2021

Tiden gick och jag mådde bättre och bättre Mina bakslag fanns dock kvar med feberkänningar och orkeslöshet men de perioderna blev kortare och de bra perioderna blev längre. Lagom till hösten 2021, 1,5 år efter insjuknandet, mådde jag nästan helt bra igen. Jag var långt ifrån frisk då jag fortfarande drabbades av bakslagen men jag orkade rida, jag orkade med vardagen, vågade mig ut i affärer igen och jag kunde även börja arbeta lite igen.
Tänker inte låtsats som att allt hann bli som vanligt igen då jag fortfarande var fruktansvärt rädd för covid-19 men jag kände ändå att jag kunde börja leva igen i alla fall.

## November 2021

Detta fick dock inte hålla i sig länge, i slutet av november 2021 blev min värsta mardröm sann igen.
Jag fick covid-19.
Jag vet inte hur mycket jag grät den dagen jag fick tillbaka mitt provsvar att jag var positiv för covid-19, det var nog värsta dagen i mitt liv. Min allra värsta mardröm hade blivit sann.
Själva infektionen blev dock inte lika illa den här gången. Jag fick lite feber och hosta men inget mer så mitt hopp fanns kvar att det inte skulle sluta på samma sätt som sist. Oj, vad fel jag hade. Det var lagom till jul som mina symtom från postcoviden kom igen.
Orkeslösheten, smärtan i lungorna, feberkänslorna, hjärtklappningarna och jag blev liggandes igen. Det blev mycket värre än vad jag någonsin kunde föreställa mig.

## 2022

Tiden gick och jag låg i min säng ungefär tjugotre timmar om dygnet. Jag gick upp för att äta och gå på toa, resten av tiden spenderade jag i sängen. Jag mådde så dåligt. Den här gången när jag fick postcovid blev symtomen något annorlunda, hjärtklappningarna var något mildare men de fanns fortfarande, feberkänningarna blev värre. Jag kände mig sjuk varje kväll och jag fick problem med att äta då jag alltid mådde illa. Jag fick en helt annan smärta i mina lungor, det gjorde fruktansvärt ont att andas och jag blev helt slut av att prata eller av att äta. Var alltid tvungen att planera måltiderna då jag behövde vila länge efter att jag ätit, samma sak med att duscha. Det tog så väldigt mycket krafter att jag kunde bli liggandes en hel dag efteråt, har haft det tufft att sköta min hygien då det tagit så mycket på krafterna. En sådan simpel sak som att duscha, äta och prata blev en pest för mig. Sömnen fanns knappt, jag kunde inte sova för att hjärtat slog, lungorna och kroppen värkte. Ett nytt symtom som uppkom min andra gång var värken i kroppen, den har varit riktigt hemsk. Jag behöver ta alvedon nästan varje dag för att det gör så ont.

## Juni 2023

Här sitter jag i skrivande stund. Det är nu juni 2023, och jag mår fortfarande otroligt dåligt. Jag kan inte vara fysiskt aktiv, kan inte arbeta, kan inte ta hand om mitt hem och orkar inte med mina hästar. Jag kan inte leva själv utan har hjälp. Min pojkvän handlar, lagar mat och städar alltid. Mina föräldrar hjälper mig med mina hästar och med min ekonomi.

Jag lever i min mardröm. Mina bra dagar förvandlades till endast dåliga dagar. Vintern var fruktansvärd, jag låg i min säng konstant och så fort jag kände mig lite piggare och fick hoppet tillbaka kom en käftsmäll och jag blev dålig igen. Detta är min vardag idag. Jag mår lite bättre än jag gjorde förra året och ser att det går åt rätt håll men det går otroligt långsamt, det är knappt att det märks.

Det känns som om jag aldrig kommer att ta mig ur detta, jag vet inte vart ska jag ta vägen. Det enda jag längtar efter är att kunna börja arbeta, åka till stallet och ta hand om mina hästar, gå en liten promenad eller hälsa på en kompis. Vägen dit känns som en evighet och jag kanske aldrig kommer dit, vem vet. Oavsett är vägen till ett friskt liv lång.

# HUR COVID-19 PÅVERKAT MIG FYSISKT OCH PSYKISKT

## Fysisk påverkan

Mina värsta symtom genom året har varit extrem hjärtklappning och att hjärtat rusar ibland. Jag har haft svårt att andas och tungt över bröstet, det är ständigt ett tryck och det gör ont. Du kan likna det vid att få kramp när man överansträngt någon muskel, det är min känsla varje andetag jag tar, varje dag, hela dagarna. Det är en svår känsla att beskriva men det känns som att jag inte orkar ta ett till andetag, en otrolig skräck. Det är många gånger jag tänkt att jag ska göra saker men måste avbryta eller avstå för att det inte går. Till exempel har jag inte orkat laga någon mat då det är så ansträngande för mig att ens stå upp. Det slutar med att jag inte kan ta djupa andetag och jag märker hur ansträngda lungorna blir av aktiviteten. Har jag testat laga mat har jag blivit helt svimfärdig av smärtan och orken, jag har då behövt lägga mig och vila resten av dagen/kvällen. Ihop med symtomen i lungorna har jag även en extrem trötthet i både kropp och huvud, man kan likna det vid att du precis sprungit ett maraton och känner dig helt svimfärdig. Något jag tyckt varit påfrestande är att jag ofta mår illa och har svårt för att äta, magen känns känslig och inte riktigt som den ska. Sjukdomskänslor har ni nog alla hört att man kan få av postcovid och det är något jag blivit drabbad av också. Jag känner mig febrig och hängig var och varannan dag. Det känns som att jag håller på att bli sjuk, det värker i mina muskler och leder, jag får lite feber och halsont. Det kan också märkas när jag gjort en liten aktivitet, att jag då blir varm i hela kroppen och får feberfrossa. I samband med sjukdomskänslorna och tröttheten blir jag svullen i hela min kropp, framför allt ansiktet, magen och benen. Min blodcirkulation känns helt värdelös. Känslan är att jag behöver röra på mig men det går inte eftersom jag mår riktigt dåligt i de stunderna. I samband med svullnaderna och allt annat har jag märkt att jag ofta blir väldigt varm, jag är konstant varm och har en högre temperatur i kroppen. Vissa stunder känns det som att det "hettar över". Tänker att man kan likna det vid att bli väldigt nervös och du kallsvettas och blir illröd i ansiktet. En annan liknelse kan jag tänka mig är klimakteriet, det känns som jag kommit in i det. Svettningar från ingenstans, kroppen bubblar över. Skulle jag rabbla upp alla symtom jag har och haft genom dessa år skulle denna bok bli flera hundra sidor lång men dessa symtom är de jag lidit mest av.

**Omställningen**

Alla dessa symtom har gjort att jag inte klarar av en vardag själv. Jag kan varken städa, laga mat eller ta hand om mig. Det är ingenting som fungerar och jag kan säga att jag aldrig hade klarat mig en enda sekund själv. Det är en sådan kontrast mot hur mitt liv har sett ut tidigare, har alltid varit en aktiv person som tränat varje dag. Idag tar jag mig knappt ur sängen. De turer jag går är fram och tillbaka från köket och toaletten i princip. Att ta hand om min egen hygien har varit ett stort problem då jag ofta inte ens orkar duscha.

Denna stora omställning har påverkat min kropp mer än vad jag någonsin kunnat ana, jag har gått upp ex antal kilon i vikt, jag har en riktigt dålig blodcirkulation och får alltid mjölksyra av att hålla upp handen till exempel när jag sätter upp mitt hår. Jag känner mig verkligen helt i obalans. Jag vet inte ens vad allt detta beror på, det är ingen som vet. Jag har aldrig haft några av dessa problem tidigare i mitt liv, någonting har hänt i min kropp sedan jag fick covid-19.

Det allra värsta symtomet är nog smärtan i lungorna som finns med mig mer eller mindre varje dag. Jag vet att det sitter muskulärt och inte är farligt men det hjälper inte, jag blir rädd ändå och det känns som att jag kommer dö varje gång.

Min kropp har minst sagt tagit mycket stryk av covid-19, jag har varken muskler eller kondition kvar vilket visserligen är förståeligt men det är så kämpigt. Känner i hela mig att min kropp inte mår bra av detta, det känns som att den skriker på mig att jag måste ut och röra mig men så fort jag kliver upp ur sängen känns det som att jag inte orkar ta ett steg till utan att svimma. Det är obehagligt att dessa naturliga saker man gör såsom att äta är ett helt projekt för mig.

**Psykisk påverkan**

Denna ovisshet kring sjukdomen gör mig helt galen. Man upptäcker konstant nya symtom och ingen period är den andra lik vilket gör mig rädd. Jag är rädd varje gång jag får en dipp som inte är lik min tidigare dipp, rädd för att det ska vara något annat fel på mig denna gång. Rädd för att det ska bli värre. Ska jag gå ut och slänga sopor är jag rädd för att jag inte ska ta mig upp för trapporna eller att jag ska ligga däckad resten av dagen. Jag blir rädd när jag mår bra för att jag ska göra någonting som får mig att hamna tillbaka i sängen igen, och det sker, alltid, oavsett vad jag gör. Jag vet att det inte alltid hänger ihop, bara för jag åkte till stallet en dag och vaknade sjuk nästa så betyder inte det att det var på grund av stallet jag blev sjuk igen men det är det som är grejen, du kan aldrig veta. Ska jag vara ärlig tror jag att dipparna hade skett oavsett vad jag Lade gjort. Den hårfina gränsen för att göra "för mycket" är svår att hitta eftersom det är olika hela tiden, ena dagen går det bra att ta en biltur medan andra dagen går det inte bra. Det värsta är att man inte kan känna efter och veta innan om det går eller inte, dippen kommer först efteråt och ibland kommer kroppen igång när jag gör något och jag kan till och med bli pigg av det. Det är här jag har blivit rädd för jag vet inte vart jag ska ta vägen, vad jag ska och inte ska göra. Jag har gått med detta i ca 3 år och jag blir tokig då jag alltid hamnar i något läge att det blir för mycket för mig. Jag blir helt vilsen, ena veckan kan jag vara i stallet och röra på mig medan jag veckan därpå blir sängliggandes och orkar knappt gå upp på toa. Tycker det blir sådana kontraster och det är svårt att hantera. Psykiskt blir det extremt jobbigt att ena dagen känna att äntligen kan jag röra mig och må bra, nu kommer det att börja gå åt rätt håll, och att andra dagen bli jättesjuk och istället känna att livet är en pest. Det dippar mycket när det kommer en dålig dag. Jag brukar alltid gråta mycket och jag känner många gånger att det är hopplöst.

## Självförtroende

Mitt liv har verkligen gått i spillror och det påverkar mig. Tidigare har jag varit en stark person både fysiskt och psykiskt, jag har haft ett gott självförtroende och älskat mig själv och mitt liv. Idag har jag inget självförtroende kvar, jag känner mig hemsk, värdelös och ful.
Det allra värsta är att min kropp förändrats så mycket, jag har gått upp i vikt och det gör ont. Det tog hårt på mitt självförtroende. Jag gråter varje gång jag ser mig i spegeln och jag vill inte gå utanför dörren och träffa

någon. Det finns inga kläder jag känner mig bekväm i. Varje gång jag ser någon som tränar eller är aktiv på något sätt så gråter jag, jag gråter för att jag också vill. Det kan vara vad som helst, bara en middag hos en kompis. Jag gråter för att jag tycker det känns så sorgligt att inte kunna göra det. Hela världen har vänts upp och ner.

## Sömn

Något annat som jag också haft stora problem med är min sömn. Jag har haft svårt att sova på grund av smärta men mestadels för att hjärtat slår otroligt snabbt och pulsen är väldigt hög trots att jag ligger ner. Tänk dig själv att lägga dig och försöka sova direkt efter du sprungit när du fortfarande har hög puls. Det går heller inte att göra någonting åt det. Sömnen har lett till en stor ångest. Det påverkar mig mycket ifall jag sovit dåligt för då är kroppen trött och jag orkar inte med dagen. Kroppen kämpar otroligt mycket, du kan inte lägga dig och vila/sova för hjärtat bara dunkar och dunkar. Sömnen har påverkat mig mycket mentalt då jag blir lite orolig när jag ska sova för att jag känner mig otroligt trött, att jag "måste" men det går inte. Vet inte hur många sömnlösa nätter jag haft men alldeles för många. Detta kan pågå i veckor och när det sedan funkar att sova igen sover jag istället för mycket en period. Bara känslan av att inte klara av att sova när du vet att sömn och vila är det enda som kan göra dig friskare.

# Ovisshet

Det är kämpigt att leva i ovisshet. Jag sitter nu ca 1,5 år efter att jag insjuknade min andra gång och vet inte när och om jag kommer att bli frisk. Jag sover dåligt, jag är stressad och jag har utvecklat en ångest som är sjukt tuff. Bakslagen dödar mig rent psykiskt, direkt när jag gör någonting blir det oftast för mycket för kroppen. Känns otroligt tufft, känslan att gå från att känna sig pigg till att vakna dagen efter helt utslagen med smärta. Jag blir alltid liggande i dagar och det drar ner mig otroligt långt psykiskt. Jag har inte riktigt accepterat att mitt liv ser ut på det viset och jag kommer nog aldrig att göra det. Det gör det extra jobbigt då det enda jag gör är att längta efter en period då jag mår bättre. Jag tänker alltid att "denna sommar är den sommaren jag kommer bli friskare" men det händer inte. Jag är fruktansvärt trött på att hoppas hela tiden. Det mest påfrestande är att det hoppar fram och tillbaka. En dag mår jag bättre och jag är lyckligare än någonsin och jag känner äntligen igen den där spralliga och drivna tjejen som jag alltid varit, mot att dagen efter gå tillbaka till att vara sängliggandes med smärta. Det är svårt att förklara hur man mår psykiskt, det jag kan beskriva är ångesten av ovisshet, av hoppandet fram och tillbaka. Ångesten av att aldrig kunna slappna av och göra vad man vill utan att tänka på konsekvenserna. Ångesten av hjärtklappning som gör att jag har perioder då jag inte kan sova alls som i sin tur skapar ångest för att jag fått för lite sömn. Jag kan rent ut sagt säga att man mår skit.

# Känslan av att inte klara sig själv

Under min sjukdomstid har jag hela tiden varit beroende av någon annan då jag inte har kunnat klara mig själv. Jag har inte kunnat laga mat, inte kunnat städa, inte orkat ta mig ut själv. Jag har knappt orkat duscha själv och nästan behövt någon som hjälpt mig. Framför allt har stallet och hästarna varit beroende av att någon tar hand om det. Jag är evigt tacksam för min fantastiska familj som förstår vad det betyder för mig och har kämpat nästan mer än mig för att jag ska få behålla så mycket som möjligt av mitt liv. Jag har ständigt tanken att jag snart klarar mig själv men det kommer aldrig till den dagen och det känns som att jag börjar ge upp nu. Jag kommer inte bli frisk, jag kommer aldrig att få rida och tävla mina hästar igen, jag kommer aldrig kunna ha ett riktigt arbete eller träna som jag vill.

Längtar något fruktansvärt efter att få känna att jag kan överleva själv, att jag kan laga maten utan att fundera på om det blir för tufft, att kunna ha ett arbete och dra in mina egna pengar. Kunna unna sig något, kunna bjuda någon. Gå ut och ta en promenad utan att behöva tänka på att jag gått för långt. Längtar efter att kunna ta ut mig fysiskt och känna träningsvärk i kroppen, att inte lungorna ska stoppa mig.

## Den ekonomiska biten

Det finns en annan sak som nästan är mer påfrestande än att be familjen om hjälp och det är att be om pengar. Det är ingen läkare som velat sjukskriva mig och jag är inte berättigad till någon A-kassa då jag studerat. Jag har under några år tvingats leva på noll kronor bokstavligt. Mina föräldrar får gå på sina knän för att hjälpa mig ekonomiskt för att jag ska kunna leva mitt liv. Jag är evigt tacksam för att min familj ställer upp med allt de kan för att jag ska må så bra som möjligt men jag skäms också. Skäms för att behöva leva på mina föräldrar och min pojkvän när jag är 25 år gammal. Min förhoppning var att efter min utbildning skulle jag skaffa mig ett arbete och kunna bjuda min familj på saker men istället sitter jag här helt pank och är beroende av föräldrarnas pengar. Att vara beroende av folk på alla sätt och vis tycker jag har skapat en ångest hos mig, jag känner mig så värdelös som inte kan ta hand om mig själv.

## Ångesten

Det finns mycket som har påverkat mitt huvud och jag känner ofta ångest för saker och ting, den största ångesten är nog när jag ska göra någonting. Varje gång jag ska gå ner för trappan har jag ångest flera timmar innan, ifall det skulle göra mig sjuk och sängliggandes. Jag är rädd för smärtan jag får, jag känner att jag inte vågar känna den känslan en gång till. Jag vet aldrig om det jag ska göra kommer att bli för mycket för mig eller inte och det skapar en ångest då jag känner att jag inte vill eller vågar göra det ifall jag skulle bli dålig. Vad jag menar med att bli dålig är inte bara att du behöver vila resten av kvällen utan det kan handla om veckor jag får spendera i sängen. Det skrämmer mig, så fort jag mår bättre vill jag inte göra något så jag hamnar där igen, det gör att jag inte vågar. Det gick så långt i vintras att jag inte ens ville gå upp ur sängen för att jag var livrädd för att hamna i en rejäl dipp igen. Det blir en ond cirkel där jag vet att jag också måste ta mig ut för att vänja kroppen vid att röra på sig igen.

# HUR HAR SJUKVÅRDEN HJÄLPT MIG?

Ett ärligt svar på den frågan är ingenting. Som jag nämnde tidigare har jag under hela min sjukdomstid fått leva på mina föräldrar och deras pengar. Jag har inte fått någon som helst hjälp faktiskt. Vet inte om detta beror på att de inte har någon lust att hjälpa mig eller om detta fenomen är för nytt och för komplicerat. Jag känner att detta är viktigt att ta upp då det i alla fall påverkat mig extremt mycket att inte få någon hjälp. Jag har känt mig otroligt ensam i det här. Inget stöd från läkare och jag har heller inte någon nära mig som har postcovid. Detta har gjort att jag behövt gå igenom detta helt själv.

Som jag nämnde tog det ca ett år innan jag fick min diagnos för första gången. Det gick en hel sommar och jag sprang fram och tillbaka till vårdcentralen men fick samma svar varje gång: "Det är nog bara din allergi eller astma." Ingen där var intresserad av att undersöka mig trots min beskrivning av symtomen jag hade. Efter många besök var det till slut en läkare som tog mig på allvar och äntligen tog prover och undersökte mig på riktigt. Det märkliga med postcovid är att det inte visar någonting alls på vare sig prover eller tester vilket gör det så fruktansvärt svårt att förstå. Det känns i alla fall skönt att någon äntligen tog reda på om det var något fel på mig och efter ett halvår av undersökningar som inte visade några besvär alls fick jag min diagnos. Det kändes skönt att veta att jag var frisk i hjärtat och för övrigt. Samtidigt kändes det obehagligt att ha blivit drabbad av detta nya fenomen som ingen visste något om. Det fanns där och då inget läkarna kunde göra utan jag blev hemskickad och fick återhämta mig helt själv.

Det var inte mycket mer att göra eller säga då jag redan var så pass mycket friskare. Det blev ingen mer läkarkontakt och jag började träna på egen hand och blev bara friskare och friskare. Något jag i efterhand funderar på är varför det inte gjordes ordentliga undersökningar på mina lungor men det kändes som att inställningen på vårdcentralen var att min astma och allergi var dålig. Det är också en mycket märklig grej att inte ens göra några tester. Det gjordes inte ett enda astmatest eller allergitest under sommaren. Läkarna där drog en enkel slutsats för att slippa undersöka mig vidare. Jag var nog ganska korkad där och då också som inte ifrågasatte någonting, men jag visste inget heller. Jag är glad att jag till slut blev tagen seriöst efter ett års kämpande och fick min diagnos. En lättnad att veta vad det var för fel på mig.

**Vårdcentralerna**

Hösten 2021 när jag återigen insjuknade i postcovid kontaktade jag vården ganska snabbt. Jag visste att det hade forskats en del i detta fenomen och att det fanns en postcovidmottagning där man kunde få ytterligare hjälp. Det första jag gjorde var att ringa min läkare som ställde min diagnos för att höra hur jag skulle gå tillväga denna gång. Otroligt duktig och proffsig läkare som gjorde allt han kunde för att hjälpa mig. Han ville precis som jag att jag skulle få komma in på postcovidmottagningen som nu hade kommit till Karlstad. Redan där började mitt helvete med sjukvården. Han ringde vårdcentralen och bad dem ta in mig. Svaret han fick var att det krävdes en remiss och specifikt en remiss från vårdcentralen, inte ifrån den läkaren som faktiskt ställt min diagnos. Det behövde av någon anledning gå via en vårdcentral. Min läkare hjälpte mig då att ringa till vårdcentralen och bad dem att hjälpa mig med en remiss, vilket aldrig skulle ske. Han fick inget svar och kunde inte hjälpa mig vidare. Jag fick helt enkelt boka en tid på vårdcentralen och göra om hela processen en gång till. Denna gång trodde jag i alla fall att det skulle gå smidigare eftersom de redan ställt denna diagnos en gång men jag hade helt fel.

Jag gick dit, berättade om alla symtom återigen men läkaren trodde mig inte ens. Det jag fick till svar var att det nog satt psykiskt eller att jag bara var otränad. Ingen undersökning gjordes och inga prover togs, de trodde helt enkelt inte på mig. Jag gav mig inte och sökte flera gånger men det hände inte ett skit. Det togs några prover här och där men jag visste ju redan att de inte skulle visa något så det var helt meningslöst. Ingen ville förstå mig, ingen ville hjälpa mig.

## Hoppet om hjälp försvann

Jag fick åka in akut ett flertal gånger men där gjordes det heller inget utan jag blev bara hemskickad gång på gång. Till slut gav jag upp.

Det fanns inget mer jag kunde göra, jag hade redan själv ringt postcovidmottagningen som svarat att jag verkligen behövde vård där men det hjälpte inte. Vårdcentralerna trodde inte att jag var sjuk. Det blev jobbigt för mig att ingen trodde mig. Orkade inte ens kämpa för det mer, jag struntade i att gå på besök för jag visste att jag inte fick någon hjälp ändå. Efter lång tid bestämde jag mig för att byta vårdcentral för att försöka få hjälp någon annanstans.

Första besöket på den nya vårdcentralen fick jag knappt möjlighet att prata om hur jag faktiskt mådde. Läkaren där sa att jag var ung och jag tolkade det som att han tyckte att man inte var så sjuk då. Han lyssnade inte ens på mina lungor trots att jag satt och sa att jag hade såna problem med min andning.

Jag vet vad många av er kanske tänker, att jag borde stått på mig mera, och ja, det borde jag nog ha gjort men jag är inte sån. Jag tycker att det är en läkares uppgift att lyssna på sin patient. Jag tycker inte att det ska spela någon roll att jag är ung och att jag har en fin familj som bryr sig om mig. Jag kan vara lika sjuk för det, vilket jag är!

Det var meningslöst att söka hjälp till slut, jag gav upp. Tänk dig själv att ligga i världens influensa och knappt kunna andas, samtidigt ska du försöka att söka hjälp och på det så är det inte någon som tror på att du faktiskt är sjuk. Det är hemskt rent ut sagt, vart har vi tagit vägen? Ska man inte få den hjälp man behöver när man blir sjuk? Ska man inte tas seriöst för att man är ung? Jag är ingen person som springer till läkaren stup i kvarten, det är första gången jag verkligen behövde bli utredd och få hjälp. Men det fick jag inte. Jag tog mig aldrig till postcovidmottagningen.

## Sjukskrivning

Eftersom ingen läkare trodde mig fick jag heller ingen sjukskrivning och jag blev lämnad helt utan pengar och vård. Jag blev beroende av att mina föräldrar lagade mat åt mig och betalade för allt och här står jag än idag och får inte en enda krona för att ingen vill sjukskriva mig. Jag är inte berättigad till A-kassa eftersom jag har studerat så inga pengar därifrån heller. Det känns som att jag blev straffad för att jag blev sjuk. Det fanns inte en chans att söka ett arbete när jag inte ens kunde komma iväg på en intervju, inte ens skriva ett CV.

Jag har verkligen gett upp allt hopp om att få vård eller få några pengar så jag kan överleva. Efter alla dessa år av kämpande vet jag inte längre vad jag ska göra.

## Nätläkare

Det hände en sak hösten 2022, jag åkte på en rejäl infektion och blev riktigt dålig i andningen och i kroppen. Jag hade gett upp att söka vård eftersom ingen skulle hjälpa mig ändå, såg en annons på Facebook om en läkartjänst via nätet. Tog en chansning och skrev till dem och bad om hjälp, det var här det vände. Jag hittade en helt fantastisk läkare som direkt tog mig och mina problem på allvar. Han gjorde allt han kunde för att jag skulle må bättre. Jag fick kontakt med både psykolog och fysioterapeut för rehab.
Jag trodde knappast det var sant, det var någon som trodde på mig, äntligen. Sedan dess har jag haft kontakt med dessa läkare som gör allt de kan för att jag ska ta mig framåt. Övningar som hjälper mina lungor att bli starkare, samtal för att göra mitt psyke starkare.
Jag kan äntligen börja bygga upp min kropp igen, lång väg att gå men bara att det var någon som tog mig seriöst gjorde att jag fick upp hoppet om livet igen.
De gör allt de kan för mig och det känns otroligt bra. Tyvärr kan de inte hjälpa mig med allt. De kan inte ge mig någon sjukskrivning eller fysisk undersökning då allt sker via nätet. Jag tyckte dock att det var helt fantastiskt ändå att få övningar och att få någon som kan förklara varför jag mår som jag gör, det är oslagbart. Utan dem hade jag aldrig varit där jag är idag både fysiskt och psykiskt.

# HUR JAG TAGIT MIG IGENOM DETTA

Att kunna handskas med denna sjukdom har minst sagt varit en utmaning för mig i och med att livet blev så annorlunda mot hur det såg ut innan men jag är tacksam att jag är en kreativ kämpe. Det är många olika saker jag försökt "roa" mig med under sjukdomstiden för att inte falla helt. Först och främst var jag i slutet av min utbildning när jag blev sjuk, det var tufft men jag tog mig igenom våren och skrev en uppsats.

**Sociala medier**

Jag minns att jag i samma veva som jag blev sjuk också blev intresserad av Instagram och jag startade ett Instagramkonto där jag började publicera bilder på mina hästar och berättade om min vardag, som en hobby. Jag har alltid gillat att skriva och dela med mig av mitt liv, har tidigare haft bloggar men ville testa Instagram. Det blev verkligen en succé och jag fick många följare som var intresserade av att följa med mig i både med- och motgångar i mitt liv, mestadels mitt hästliv. Mitt Instagramkonto ligger nära mitt hjärta då jag startade det i samma veva som när jag blev sjuk och jag fick själv en chans att dela med mig av saker och ting.

Det var en superbra underhållning för mig själv då det är mycket arbete bakom varje inlägg, det ska både fotas och skrivas en bra text som lockar. Jag har fått sitta och planera vilket blev en distraktion från mitt dåliga mående. Det blev också en chans för mig att göra något roligt med mina hästar när jag inte längre orkade med ridningen. Det var ett lyft för mig att dela med mig och att det gick hem så bra hos folk. Folk var intresserade av att följa mitt liv hur dystert det än var, det gav mig hopp och jag blev glad. Jag hade möjlighet att vara kreativ trots att det var från sängen.

## Det blev en hel business

Mitt Instagramkonto blev efter ett tag så stort att jag fick förfrågningar om samarbeten med olika företag och jag gjorde nästan mitt konto till en business. Det kändes som att jag gjorde något viktigt och det gav mig ännu mer motivation till att kämpa.

Det var många dagar som jag inte orkade fota eller publicera något men just den lilla moroten när jag orkade och det blev så uppskattat. Det gav otroligt mycket. Jag fick en mening med mina dagar. Mitt i allt det hemska fanns det en ljusglimt.

Evigt tacksamt för Instagram men jag har även gjort andra saker för att underhålla mig under dessa 3 år. Jag kom bland annat på en idé att fläta pannband till hästar. Det gick hem väldigt bra hos mina följare och jag hade ytterligare något att pyssla med när jag "hade tråkigt". Det märks att hästar är mitt stora intresse, jag har gjort allt jag kunnat för att roa mig inom hästvärlden.

## Kurser online

Utöver dessa intressen lyckades jag ta mig igenom min utbildning och jag kan äntligen kalla mig ekonom. Jag har gått många onlinekurser och lärt mig otroligt många saker. Min dröm är att starta eget företag och jag fick en chans att sitta och kika på videor kring företagande vilket har varit roligt och har gett mig mycket inför framtiden. Jag har gjort allt jag kunnat för att inte tappa meningen med livet och detta låter säkert helt fantastiskt att jag orkat med allt detta men jag kan lova er att de allra flesta dagarna har jag endast legat i sängen och inte orkat göra någonting alls.

Detta är endast lite ljusglimtar och saker jag gjort de få dagar jag mått bättre för att aktivera min hjärna och tänka bort det dåliga för en stund. Det har fungerat bra, jag är glad att jag är en kreativ person med mycket hopp och drömmar om livet. Trots att jag försökt aktivera mig har många dagar försvunnit i tårar, det är tufft och jag har många gånger känt att allt är hopplöst. Oavsett hur mycket jag kan göra hemma från sängen så finns det inget som kan ersätta det fysiskt aktiva livet. Jag drömmer varje dag om att åka iväg till en kompis eller att ta en promenad men mina lungor och min kropp säger stopp till det. De flesta dagarna känner jag inte igen mig själv och det är väldigt sorgligt, men jag är glad över det jag åstadkommit under min sjukdomstid.

**Rädslan**

Jag tycker att jag har stått ut och varit så stark jag kunnat under den här tiden, mycket tack vare att jag haft en så fin familj och pojkvän vid min sida som har stöttat mig igenom alla gråtande och vakna nätter.

Jag har verkligen försökt mentalt att tänka så positivt som det går genom detta men det är svårt och jag har haft otroligt många tuffa dagar genom dessa år. Det är tack vare att jag haft människor runt omkring mig som stöttat mig och lyssnat på alla gånger jag vill ge upp, tack vare dem jag har tagit mig igenom det här. Jag vet inte vad jag hade gjort utan min familj. Helt ärligt hade jag nog inte klarat av detta utan deras hjälp och stöttning. Jag har många gånger gråtit mig genom de tuffaste dagarna för att lindra smärtan jag har. Smärtan ger mig en ångest utöver dess like och jag har känt många gånger att det bara hade varit skönare att dö för att slippa lida. Det är den här ovissheten som äter upp mig. Du har ingen aning om varför du har den smärtan du har och du kan inte heller göra något åt det. Det är en ständig rädsla för du vet inte om denna tuffa period kommer att bli ännu värre, om man kommer behöva åka in till akuten, om man kommer sluta andas. Du vänjer dig aldrig, jag är ärligt lika rädd varje gång jag får en tuff period och smärtan i lungorna blir brutal, jag vet ju inte hur det kommer sluta. Det finns heller ingen medicin som kan hjälpa dig genom smärtan. Tack vare min läkare online har jag i alla fall fått reda på att min smärta i lungorna sitter i musklerna och att det är ofarligt, det visste jag inte innan. Jag trodde mina lungor höll på att tyna bort. Visst, jag blir rädd ändå trots att jag vet att det går över och att det inte är farligt men det är stor skillnad att veta var smärtan kommer ifrån i jämförelse med att inte ha någon aning. Jag har många symtom som är oförklarliga såsom svullnader, problem med magen, yrsel och så vidare, men det är symtom jag kan leva med faktiskt. Det jag inte orkar leva med är smärtan, det kämpiga med andningen, tröttheten i kroppen och känslan av att vara febersjuk varje dag. Precis som med dåliga perioder så kommer det bra perioder och det är det jag lever allra mest på. Att få känna igen sig själv och sin glada inställning till livet, det ger mig hopp, hopp om att jag finns kvar någonstans bakom sjukdomen.

**Tänka bort sjukdomen för en sekund**

Det har varit tufft att behöva vara hemma så otroligt mycket under dessa 3 år, ibland blir jag helt tokig, trots att jag inte orkar så vill jag ut. Dagar jag mått bättre och tagit mig utanför huset har jag och min pojkvän tagit många bilturer. Dels för att försöka fördriva tiden och för att få mig på bättre humör eller lindra min ångest. Vi har åkt runt och kikat på hus och fina ställen där man kan drömma sig bort lite. Framför allt har jag fått lyssna mycket på musik när vi åkt bil vilket hjälpt mig att komma på andra tankar. Jag älskar att åka bil då det för mig alltid varit en frihet och det har i dessa tider blivit viktigt för mig att få göra ibland för att kunna stå ut. Sedan har vi många gånger också tagit bilen förbi stallet så jag hade möjlighet att klappa mina fina hästar. Det ger mig en energi som är obeskrivlig.

Något annat jag har gjort ganska mycket är att titta på serier på tv:n för att också kunna drömma sig in i en annan värld. Jag har tyvärr inte kunnat läsa böcker då mitt huvud inte orkat det, men att ha möjlighet att kolla på serier har varit en räddning för att få dagarna att gå.

**Hästarna**

Att jag haft möjlighet att ha kvar mina hästar är nog det som har gett mig mest styrka och gör än idag. Tanken att få sitta på hästryggen igen får mig att kämpa så mycket. Även om jag endast kunnat åka och pussa på mina hästar har det hjälpt mig. Jag älskar att vara i stallet och jag känner ett lugn när jag är där. Jag kan vara här och nu. När jag är där har jag faktiskt inga tankar på hur jag mår eller hur jag kommer må efteråt. En fantastisk möjlighet som gjort mig otroligt glad. Varje gång jag orkar mig iväg till stallet lever jag på det

väldigt länge. Hästar är verkligen mitt liv och det jag
älskar mest av allt. Jag håller alla mina tummar att jag
kommer att komma tillbaka upp i sadeln och få leva
mitt drömliv igen.

## Hoppet

Jag tänker dock inte sticka under stol med att det varit
otroligt tufft för mig också. Jag lider varje dag av detta,
det finns stunder jag vill ge upp för att jag inte orkar
mer. Denna sjukdom har framkallat ångest och jag har
haft jobbigt med den psykiska biten, speciellt sedan jag
blev sjuk min andra gång.
Det har gått för lång tid, i 3 år har jag suttit och väntat
på att bli frisk. Det känns som att jag många gånger
tappat livslusten och jag förstår inte hur jag har tagit
mig igenom det här. Det är många gånger jag tänkt att
det hade varit skönt att slippa smärtan men på något vis
orkar jag bita ihop och fortsätta kämpa. Jag vet att jag
aldrig skulle sluta kämpa hur meningslöst det än känns
för en dag blir jag frisk igen, det vet jag.

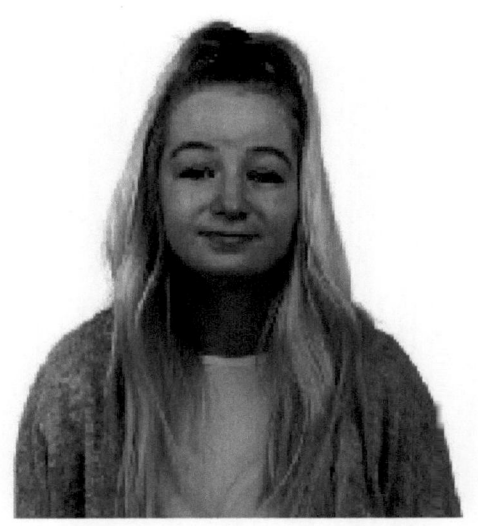

Hej! Jag heter Sara Björklund. Jag är 25 år gammal och bor idag i en lägenhet på romstad i Karlstad tillsammans med min pojkvän. Jag är utbildad ekonom och har en dröm om ett eget företag. Jag har en underbar familj och två fantastiska hästar, Castor och Wiggley.

Detta är den första boken jag har skrivit och idéen uppkom då jag försökte hantera mina känslor kring min sjukdom genom att skriva ner.

Med denna bok vill jag kunna ge människor en inblick i hur det är att vara drabbad av postcovid. Jag vill även hjälpa andra som också är sjuka som kan se en tröst i detta och inte känna sig så ensam.